BIODINAMICA DELL'OSTEOPATIA

Fase Sette

Seconda edizione

James Jealous, D.O.

Per ulteriori informazioni sul Dr. Jealous, si prega di consultare:
https://BiodynamicsOfOsteopathy.com

BIODINAMICA DELL'OSTEOPATIA Fase Sette

ISBN: 979-8-2561-9084-2

Questa è la traduzione del libro originale in inglese. Nonostante siano stati compiuti tutti gli sforzi ragionevoli per fornire una traduzione accurata, non è garantita. I lettori potrebbero dover fare riferimento al libro originale in inglese per qualsiasi informazione critica.

Prima edizione 2025
Seconda edizione 2026

James Jealous, D.O. (1943–2021) ha esercitato la professione di medico osteopata, insegnante e autore per molti anni. Ha dedicato la sua vita alla fondazione e allo sviluppo della metodologia specifica della **Biodinamica dell'Osteopatia**, seguendo gli insegnamenti del Dr. A. T. Still e del Dr. W. G. Sutherland.

Questo è uno dei volumi della serie "Biodinamica dell'osteopatia". Questi manuali sono nati organicamente da una serie di dispense scritte dal dottor Jealous e fornite agli studenti durante i corsi da lui tenuti e da quelli dei suoi insegnanti. Dopo molti anni, ha raccolto le dispense e creato dei manuali di corso individuali, ampliandoli e riscriverli più volte. Dopo ulteriori anni, si sono evoluti ulteriormente fino a diventare dei libri.

INDICE

L'OSTEOPATIA È UN SERVIZIO

Usiamo le nostre mani...

Per trattare il paziente nella sua interezza.

Per ascoltare i movimenti interiori della vita.

Per trattare tutti i livelli di malattia.

Per assistere nella costruzione della riserva funzionale del paziente.

Per supportare l'omeostasi e la troficità, bilanciando l'attività del sistema nervoso autonomo.

Per esplorare "leggi non formulate da mani umane" (Dott. Still e Dott. Sutherland).

Per cooperare e comunicare con le Leggi della Natura (Dott. Wales).

"Per trovare la salute" (Dott. Still).

Per arrivare al piano di trattamento.

Per arrivare alla diagnosi.

Per aiutare a stabilire un punto di riposo o neutro attorno al quale l'intero possa trovare equilibrio.

Per trovare la causa.

Crediamo...

Abbiamo una capacità innata di guarire.

Il paziente funziona come un tutto.

Il sistema nervoso autonomo gioca un ruolo fondamentale nella malattia e nella guarigione. Struttura e funzione sono una forma di attività.

Il Divino è presente.

La vita va oltre la morte.

C'è un movimento costante verso la normalità.

Siamo qui per servire l'umanità.

La **Normalità** è ...

"Un senso di pace e armonia" (Dott. Sutherland).
Facilità di movimento senza tensione.
Capacità di neutralità.
Senso di totalità nella vita.
Capacità di adattamento e cambiamento senza compensazione.

"L'abilità è proporzionale alla propria comprensione della normalità." (Dr. Still)

La fase sette è dedicata al caro Robert Fulford, D.O.

Era un insegnante che non aveva paura di parlare apertamente d'amore.

Amava i bambini e limitava la sua pratica ad aiutarli.

Quando lo incontrai per la prima volta, chiesi: “È il meccanismo Dio?” Lui rispose, nel suo modo mistico, “Rivoltilo.”

Era uno studente della scuola di Ouspensky di cristianesimo esoterico e ha esplorato la teoria vibratoria per tutta la vita.

Il suo sguardo era profondo e costante. Il suo cuore era aperto a tutti.

Le sue mani erano come quelle di un chirurgo. La sua vita era un gioiello per l'osteopatia.

L'amore non muore. Grazie, Dott. Fulford.

LA SALUTE

La fase sette mette in evidenza la salute

Questo curriculum, come tutte le altre fasi, ha una storia dietro il suo contenuto. La luce dietro questo corso risplende fino a Dott. Still e Dott. Sutherland.

Gli scritti del Dott. Still sono colmi di adorazione per il "perfetto", spesso riferendosi alla natura e a un'intelligenza suprema come saggezza assoluta.

Il celebre commento del Dott. Still "Trova la Salute; chiunque può trovare la malattia" ha tormentato molte menti nell'ultimo secolo. Già nel 1966, questa citazione è entrata nei miei appunti osteopatici... è vissuta e cresciuta dentro di me. Ora rappresenta il compito più importante della mia vita.

Le parole sono chiare, ma dove e cosa si intende per questa Salute?

Nella prima edizione di *Osteopatia nel Campo Craniale,* il Dott. Sutherland parafrasa il Dott. Still mentre disegna un'immagine del sistema perfetto, non ostacolato da distorsioni. Questo è seguito dalle impressioni del Dott. Sutherland. È necessario rivedere questo spesso (pagina 15, prima edizione) e riflettere se si tratti di poesia, filosofia o di un resoconto delle proprie esperienze dopo molti anni di osservazione dei movimenti della vita.

I commenti del Dott. Sutherland mostrano chiaramente come egli percepisse qualcosa di perfetto, infallibile e capace di trasmutazioni miracolose (incredibili). Osservò la luce liquida e la trasparenza. Testimoniò qualcosa che respirava attraverso di noi e che non può essere 'diminuito', qualcosa di onnipresente. Egli percepisce il Respiro della Vita (12 aprile 1948, *Contributi del Pensiero*), un termine che riecheggia nella storia spirituale dell'umanità come il movimento dell'Amore Divino che si incarna. La sua intimità era tale che chiamava il suo creatore 'Papà'.

Con la nascita del modello Biodinamico, ci fu una forte resistenza a qualsiasi commento riguardo alla Salute. La gente si arrabbiò molto... sorprendentemente. L'idea era percepita come minacciosa. Perché? Non lo so, a meno che in qualche modo non fosse priva di significato per alcune persone... oggi ci sono migliaia di Osteopati che accettano la sfida di comprendere e fare riferimento alle parole del Dott. Still... 'trova la Salute.'

Still deve aver trovato questa Salute, altrimenti non avrebbe fatto un commento così impegnativo... non ci lascia alcun posto dove andare. Dice che chiunque può trovare la malattia e insiste sul fatto che il segno distintivo della nostra abilità è trovare qualcosa di più essenziale: trovare la malattia non è il nostro obiettivo professionale. Queste sono parole ferme! Still segue questa linea di commento quando ci dice molte volte che la nostra abilità dipende dalla nostra comprensione del normale... questo implica che una conoscenza delle lesioni e delle malattie è solo l'inizio del viaggio per comprendere come pensare, sentire e conoscere queste verità al cuore dei Principi Osteopatici.

La nostra professione non è un clone del pensiero allopatico occidentale. È unica nella sua orientazione e nei suoi principi, tutti i quali riflettono l'esistenza di un'intelligenza al di là del nostro controllo e dei processi della malattia. La vita dipende dalla vita, dal movimento incarnato dell'eterno, dell'infinito.

Quando incontriamo questa Salute, siamo trasformati dalla sua presenza.

Essa ci guarisce e risveglia la nostra memoria.

Ho sempre creduto nella direzione del Dott. Still, ma la richiesta che mi imponeva mi rendeva costantemente inquieto e stanco... Sentivo che non avrei mai visto ciò che ci stava invitando a vivere.

Anche le prime parole del Dott. Sutherland nella prima edizione di *Osteopatia nel Campo Craniale* erano un avvertimento tratto dal poema di Alexander Pope *An Essay on Criticism*: "Un po' di conoscenza è una cosa pericolosa; Bevi profondamente, o non assaporare la sorgente pieriana." Qui di nuovo incontriamo i toni esigenti di un mentore. Quanti di noi vedono veramente il punto? Quanti di noi diventeranno mai Osteopati di questa fragranza?

La profondità aumenta man mano che si prosegue. Se portiamo il peso da soli, rischiamo di cadere... la nostra coscienza e intenzione devono essere fornite dalla Salute, non dalla nostra volontà personale... questa realtà richiede tempo e l'aiuto di buoni mentori. Non vi accediamo facilmente, né possiamo concepirla come clinicamente più dinamica delle tecniche inquadrate nelle teorie umane.

Durante i miei viaggi, ho incontrato alcuni insegnanti che seguivano la ricerca per vivere ciò a cui i Dottori Still e Sutherland si riferivano.

Il Dott. George Laughlin, nipote di A. T. Still, ha illuminato le parole, le azioni e l'insegnamento di suo nonno. Dal 1966 al 1970, mentre lo osservavo, ha dimostrato la sua comprensione. I risultati clinici che otteneva mi lasciavano sbalordito, come esterno nel suo studio. Era devoto a Still e Sutherland. Nel 1954, dopo la morte di Sutherland, ha salvato il lavoro craniale quasi da solo. Come mi è stata raccontata la storia dal Dott. Day nel 1976, l'American Osteopathic Association (AOA) ha notificato le scuole negli stati che se avessero insegnato il lavoro craniale sarebbero state chiuse (qualcosa che l'AOA poteva fare all'epoca). Le persone del craniale erano spaventate dalle conseguenze e si sono ritirate, ma George si è fatto avanti, ha comunicato all'American Osteopathic Association che Kirksville avrebbe insegnato un corso, e che "potevanovenire e chiudere la scuola di Kirksville"... Così George ha programmato un corso... ma nessuno voleva aiutarlo... c'era paura di una perdita personale... tuttavia, quattro persone della East Coast sono venute a Kirksville per insegnare e supportare questo lavoro mentre la sua esistenza era minacciata: Ruby Day, Anne Wales, Chester Handy(marito di Anne) e un Dott. Quint. George Laughlin ha pagato la retta per undici studenti per partecipare. Ha anche coperto tutte le spese degli insegnanti. Il corso durava due settimane.

L'Associazione Osteopatica Americana non ha mai disturbato il lavoro craniale ancora.

Tutti questi insegnanti hanno dimostrato la loro convinzione, anche di fronte alla perdita dei loro mezzi di sussistenza. Racconto questa storia perché tutti credevano nelle profondità dell'Osteopatia. Tutti conoscevano chiaramente e si fidavano della Salute senza compromessi sociali o politici. George, Anne, Chester e Ruby erano tutti eccezionali nella loro abilità. Queste erano persone che avevano il coraggio di alzarsi e affrontare la minaccia. Erano quelli che hanno preso qualcosa di diverso da Sutherland e hanno continuato a scoprire e scavare per più Salute in se stessi.

Questa è una storia vera. Senza questi quattro "guerrieri" non avremmo alcun lavoro craniale da studiare. È solo grazie al loro carattere che abbiamo questo insegnamento ... possano sentire i nostri cuori battere con loro.

La consapevolezza della Salute faceva parte di un insegnamento orale raramente messo per iscritto. Molte persone si sono formate attorno al Dott. Sutherland. Hanno seguito i suoi corsi, insegnato con lui e creato una comunità intima attorno a lui. Alcune di queste persone erano Rollin e Alan Becker, Tom Schooley, i Dottori Barnes e Hull, Alvera Miller, Charlotte Weaver, il Dott. Biddle, Ruby Day, George Laughlin, Chester Handy, il Dott. Quint, Robert Fulford, Anne Wales, e alcuni che rimangono nascosti ... hanno trovato il tesoro sepolto nella Salute e si è dimostrato significativo.

A volte il termine "il meccanismo" veniva usato per descrivere l'intelligenza suprema e l'amore trovati in questo oceano di Salute. Successivamente, come molti aspetti del lavoro di Sutherland, la parola è stata svalutata e popolarizzata. Purtroppo, le parole sono diventate più importanti dell'esperienza della Salute interiore. Questo è vero oggi, poiché molti parlano di idee senza una comunicazione diretta con la realtà. Bisogna percorrere la strada a lungo prima che le parole diventino una presenza vivente. Oggi "tutti sanno tutto" ... le parole sono giocattoli, strumenti di potere, vuoti. Dobbiamo recuperare l'integrità nel nostro discorso.

I nostri predecessori non erano specialisti muscoloscheletrici ma medici generici ... medici completi ... Osteopati. Sono la ragione per cui queste parole hanno un vero significato ... siamo parte di una tradizione; molto è stato conservato per noi da ereditare, ma solo se siamo sinceri nell'essere veri Osteopati ... Per molti, l'Osteopatia è morta. L'insegnamento sulla Salute che ereditiamo è una vera sfida, e i mezzi per affrontare quella sfida sono lo scopo della Fase Sette.

La Salute è il nostro veicolo concettuale. È il nostro inizio, la nostra origine, la nostra natura originale. Contiene il nostro nome e il suo significato. Rispecchia solo chi siamo; tutto il resto che immaginiamo di noi stessi è un malinteso, una tensione subconscia. Questa tensione è l'energia dell'immagine che abbiamo di noi stessi , e spesso la nostra identità intorno a questo causa disperazione. Si può sentirsi traditi quando il tradimento è in noi stessi. Non riusciamo a vedere la Salute, e questa dissociazione dalla Salute è un tradimento dell'Amore.

Questa falsa identità può essere apprezzata appieno solo quando siamo stati aiutati dalla Salute, attraverso il suo amore, a vedere il nostro stato. *La guarigione non deriva da un'intuizione personale della propria immagine di sé, ma dalla Salute che svela il proprio vero sé.*

È allora che ci si ricentra in un luogo di facilità. Questa nuova sensazione di facilità con se stessi penetra nel corpo fisico, che inizia a percepire la propria natura in modo diverso. Si sente sospeso nella vita. Il cervello in realtà concorda con questa nuova verità e vede il vero soma nella Salute. Ora la sensazione di normalità si sposta verso il vero soma. Il nostro senso del soma, come trasparente al Respiro della Vita, risveglia un ricordo di innocenza. Questa novità è l'anima che ridefinisce la sua orientazione dall'"immagine di sé" all'immagine originale.

Questo inizio di completezza può essere intenso e richiede un periodo di riposo e adattamento. Il fuoco dell'amore che brucia le scorie è quasi troppo per la "piccola mente" da assorbire. È necessario del tempo prima che la trasmutazione finisca e si possa tornare alla Salute come a un amico piuttosto che a un obiettivo spirituale personale. Non è più necessario centrarsi; l'amicizia diventa significativa per se stessa. Si sente il dolce amore della presenza che ci ha riportato a casa. Si siede accanto al fuoco, contenti di essere lì con il padrone di casa. Il senso del tempo si sposta verso l'eternità. Il senso del soma è sentito infinitamente come immortale nella sua natura. Spesso, le preferenze alimentari si semplificano, rispecchiando una ristrutturazione interiore della casa che inizia con la rimozione (trasmutazione) dei contenuti come erano. La casa è svuotata del suo contenuto passato e arredata con nuovo significato. La proprietà è abbandonata. È la casa del padrone. È un luogo di amore.

IMMAGINI DELLA SALUTE

Questo commento riguarda ciò che si vede della Salute dopo che la mente è centrata dall'amore.

A ottantasei anni di età, il Dott. Still disse: "Amo i miei pazienti. Vedo Dio nei loro volti e nella loro forma."

Per percepire la Salute in un'altra persona, i propri sensi devono essere sotto l'influenza della Salute interiore presente in tutto. La neutralità è necessaria.

Come siamo, i nostri sensi sono di solito attaccati alla volontà del nostro ego. Naturalmente vediamo le altre persone come proiezioni della nostra formulazione personale, non come paesaggi viventi di bellezza Divina. Non sarebbe umano fare altrimenti.

Mentre lasciamo che la Marea ci centri, si verifica alla fine un'inversione o una conversione dei sensi, di solito nel corso di diversi anni.

Molto di questo dipende dalla nostra risposta alla Salute quando emerge in noi stessi. Se la vediamo solo come un'esperienza e andiamo avanti, allora non diventerà mai una relazione.

Il desiderio del cuore di essere con questa Maestà deve essere forte. Questo non significa che ci sforziamo di essere con essa, ma accettiamo la compagnia della Salute in ogni momento, anche se non possiamo sentirla ... sappiamo che è lì.

Facciamo fiorire la relazione con la Salute essendo neutrali alla nostra umanità così come a quella degli altri.

Per vedere la Salute in un'altra persona, la sovrapposizione di tensioni non correlate all'immagine Divina deve diventare trasparente. Non si guarda più in profondità. Si conosce il neutro, e vedere è una conseguenza.

La trasparenza di tutto al movimento della creazione è l'idea che può portarci all'esperienza. Immagina che tutto sia trasparente alla Marea della creazione... così com'è... lavora con questo e osserva ciò che emerge.

L'arte di vedere la Salute non deriva dallo sforzo personale, ma piuttosto dall'azione della quiete dinamica sulla nostra consapevolezza, dopo che la mente è neutra, senza desiderare nulla. Il neutro permette di essere spostati dal Divino, o dalla Divinità, come notato dal Dr. Becker (1965 Sutherland Memorial Lecture).

Quando la tensione di essere attivi o passivi scompare, le tensioni si placano. Vengono trasmutate, e allora si sente la benedizione della presenza Divina che già splendeva.

I principi sono semplici; il costo è il tuo tempo per essere vigile e neutro.

Il Dott. Still si riferisce spesso alla mente, al movimento e alla materia. La mente è la mente del mistero Divino, la mente della creazione che anima la vita e le dà movimento.

La materia è l'argilla della vita in cui il Divino insuffla il Respiro della Vita. L'argilla è la sostanza della Quiete Dinamica, non l'argilla che si vede su una riva del fiume. Questa argilla è sostanziale.

Mente, movimento e materia che si incarnano come uno. Il mistero che anima tutta la vita si dispiega nella diversità di tutte le cose viventi. L'animazione sacra non è fatta dall'uomo, "non creata da mani umane."

Fluisce eternamente. È oltre il velo dei nostri sensi egocentrici. Questi fatti provenienti dal Dott. Still riguardano ciò che egli vedeva come la Salute. Il Dott. Becker parlava del "velo," di andare oltre il velo.

Comprendere questo linguaggio ci aiuta a pensare più chiaramente e a non confrontare una realtà con un'altra come se fossero in parallelo. Il nostro mondo è sotto il velo. Siamo in lesione, pieni di tensione e addormentati alla storia del Dott. Still.

Il mondo della Salute non ha alcuna tensione percettiva. La direzione della facilità è la vera natura della Vita.

La facilità è chiamata il "fiume della vita."

La facilità apre uno spazio. Se entriamo in quello spazio, troviamo un amore accogliente.

Vedremo la nostra umanità e quella degli altri come superficiali rispetto a qualsiasi significato.

Non siamo costretti dall'Amore divino a obbedire. È l'amore che ci muove, se lo desideriamo.

Nell'embrione non c'è resistenza al progetto che si dispiega.

Questo è ciò che significa la Salute nel contesto dell'embriologia, come l'abbiamo conosciuta ascoltando il corpo fluido.

Mente ... materia ... movimento ... vita senza ostacoli ... Salute

Nella prima edizione di *Osteopatia nel Campo Craniale,* il Dott. Sutherland raccoglie le sue opinioni e quelle del Dott. Still in un quadro chiaramente composto oltre il velo dei sensi ordinari. Le loro descrizioni provengono da una conoscenza diretta, non da ideologie.

Ecco cosa si dice ...

Dott. Still: "Il movimento deve essere guidato e diretto da un essere supremo, fino alla singola cellula, altrimenti ci sarebbe caos e morte."

Poi Sutherland continua ...

"Il Dott. Still comprendeva il fluido cerebrospinale come l'elemento più elevato conosciuto nel corpo umano; lo immaginava come un intermediario nel movimento dell'intelligenza divina ... un canale di creazione nei segmenti embriologici, irrigandoli con la vita ... dando forma e funzione, ordine e intelligenza alla nostra esistenza. Senza questo, ci sarebbe solo decadimento e caos. Tutta la vita si manifesta in questo movimento" (pagina 15, paragrafi 1 e 2, prima edizione di Osteopatia nel Campo Craniale*)*.

Quando hai tempo ... prova a percepire il significato delle parole sopra; ogni parola è una realtà.

Still e Sutherland collegarono il Divino, l'Osteopatia, la Respirazione Primaria, l'embriologia e l'armonia interiore in un unico evento ... si noti che questa completezza è trasparente ... non c'è riferimento a struttura o sistemi ... è così che si percepisce la Salute ... nessuna anatomia. La scienza dell'embriologia al suo meglio è ben lontana da ciò che questi uomini videro ...

Alle pagine 15 e 16 della prima edizione di *Osteopatia nel Campo Craniale* e di nuovo nella sezione del 12 aprile 1948 di *Contributi del Pensiero,* il Dott. Sutherland presenta un'altra immagine della Salute.

Descrive la sensazione del fluido cerebrospinale e del Respiro della Vita (il movimento dell'intelligenza suprema).

Sente una scintilla (fuoco) che è infallibile, intelligente, al comando e che supera tutte le altre funzioni. Pertanto, la chiamò Respirazione Primaria e scintilla della vita.

Ancora una volta, abbiamo un'immagine senza anatomia o sistemi—una completezza che si muove perfettamente (la Salute).

Questo fu visto da Sutherland solo dopo aver rimosso la forza dalle sue osservazioni. Ci istruisce ad allontanarci dalla palpazione e dai nostri sensi fisici.

Vede l'intercambio tra creazione e creato "Cielo e Terra."

Più tardi nella sua vita, Sutherland chiese a sua moglie di dipingere un quadro del suo modello ... era, come molti sanno, una "Casa Sotto il Mare."

È un'immagine della Salute ... la casa è la nostra esistenza ... il corpo, l'anima e lo spirito vivono come una casa ... sono la casa, un unico dominio.

Le porte e le finestre sono aperte ... nessuna tensione ... neutro.

La Marea (in questo caso, il Respiro della Vita) si muove attraverso la casa che crea e sostiene. La casa è trasparente al movimento della Creazione (Amore).

Nella casa c'è l'insegnante, il maestro amato, il fuoco dell'amore personificato ... mentre maturiamo nel neutro, incontriamo l'insegnante, e l'insegnante diventa un amico intimo.

La casa ha molte stanze.

Una stanza non è nella casa ... è una falsa dimora ... dentro questo falso dominio, entriamo in un "vuoto" ... una stanza buia dove non c'è nulla ... solo il nostro isolamento da Dio, le nostre paure e il nostro ego ... mentre vi entriamo ... troviamo solo i nostri sentimenti ed emozioni egoistiche ... siamo soli con il nostro decadimento e caos ... i mistici chiamano questo luogo "i terrori" ... è qualcosa che tutti incontriamo sulla via di casa ... mentre ci sediamo e cerchiamo di essere fermi, incontriamo prima la nostra umanità e il suo respiro invivibile ... è morto alla vita ... mentre ci adattiamo e diventiamo neutrali a questo aspetto della nostra umanità, passiamo lentamente nella prima stanza della vera casa.

Questo vuoto è un luogo difficile. Se non stai attento, puoi credere di essere una "persona cattiva", specialmente se la tua idea di te stesso è orgogliosa o vana ... questa è terra di nessuno, un deserto che possiamo attraversare ... il campo di battaglia per la liberazione ... infine, scopriamo una dipendenza dall'essere centrati dalla Marea ... e lottiamo per integrare questa verità nel nostro lavoro.

Poi entriamo nella casa ... il luogo di incontro ... è molto diverso dal "vuoto" ... ci si sente come se si fosse in una singola stanza in una casa con molte stanze ... dopo un po', iniziamo a capire che siamo ospiti benvenuti e che l'ospite è a casa ma sta riposando ... possiamo sentire il suo respiro ... questo è l'altro respiro che troviamo dopo che si verifica l'apnea in alcune delle nostre meditazioni. Questa fase dura quanto necessario. Questa sala d'attesa o di incontro è pacifica, buia e riposante ... si arriva a una sensazione di stanchezza e ci si riposa.

Ci sono altre stanze ...

L'INSEGNAMENTO SULLA SALUTE NELLA BIODINAMICA

L'insegnamento della Biodinamica è un tentativo di portare un'indagine sui Principi Osteopatici a un punto in cui il clinico possa essere istruito dalla Salute.

Iniziamo questo viaggio nella Fase Uno con il riconoscimento del movimento presente nel campo di lesione. La base della lesione Osteopatica è il suo movimento. La lesione è nominata dal suo movimento, non dalla sua immobilità.

Quando cerchiamo il movimento involontario in un campo di lesione, scopriamo che, nonostante la gravità della costrizione della malattia, c'è ancora qualcosa di Sano all'interno del più ovvio "campo appassito."

Questa Salute nel campo di lesione è chiamata movimento presente. All'interno del decadimento e del caos c'è la "voce piccola e silenziosa" della Salute stessa.

Il nostro primo principio di trattamento, quindi, è "sincronizzarsi con la Salute (movimento presente) nella lesione." Questo avvia un processo terapeutico controllato dalla Respirazione Primaria, non dalla forza dell'operatore.

Quando arriviamo alla Fase Due, abbiamo lavorato abbastanza con il movimento presente nella lesione in modo che il punto finale sia un neutro nell'intero paziente. Questi punti finali ora diventano il punto in cui i trattamenti iniziano, non finiscono. Questo è un cambiamento drammatico nei nostri principi di trattamento. Nella Fase Due iniziamo anche a vedere il Corpo Fluido come un'attività unica. Man mano che impariamo a cooperare con il Corpo Fluido, ci rendiamo conto che una delle sue qualità è la quiete. Questa quiete (livello due) è diversa dal neutro nell'intero paziente (livello uno). Questa quiete attiva uno spostamento automatico, un continuum diagnostico/terapeutico infallibile, la cui intelligenza è un aspetto della Salute. La Salute è stata in contatto con il campo di lesione sin dal suo inizio e ha dato priorità al processo di guarigione... perché non è intervenuta prima? Aveva bisogno di un neutro (cioè, permesso).

Il nostro prossimo passo è imparare a fidarci della Salute e della sua saggezza.

Le forze terapeutiche generate dalla Salute hanno una varietà di dinamiche spaziali e temporali. Nella Fase Tre incontriamo la Marea Lunga e il mare intorno a noi. Iniziamo a renderci conto che la Zona B è collegata all'oceano (Zona D)... ecco perché abbiamo scelto la parola "Biodinamica" per il nostro lavoro... perché sia per Sutherland che per Blechschmidt c'è qualcosa di esterno ed extragenetico che controlla i processi nel Corpo Fluido; abbiamo nuovamente discusso nella Fase Tre l'importanza di rendersi conto che le forze mareali della Salute erano all'interno del campo di lesione dal momento in cui si è verificato il trauma.

Nella Fase Quattro abbiamo studiato di nuovo la Salute. Questa volta abbiamo visto che poteva "centrarci." La rivelazione è difficile da assimilare, specialmente se sei intuitivo. Affinché possiamo vedere la Salute, devono verificarsi due elementi. Primo, dobbiamo avere una mente neutra. Secondo, la Salute deve entrare in quel neutro e trasmutare la nostra consapevolezza in qualcosa di connesso alla Salute e non al nostro egocentrismo e al suo piano. Qui iniziamo, per grazia della Salute, a sperimentare una quiete che converte i nostri sensi. Questa quiete della Marea (livello tre) è molto diversa nella sua potenza dalla quiete che abbiamo visto in precedenza. Questa è una Quiete Dinamica che è oltre i ritmi e il tempo. È il confine di un terreno sacro.

Mentre continuavamo nelle Fasi, abbiamo iniziato ad aspettare più facilmente che la Marea ci centrasse, e man mano che diventavamo più neutrali, la Marea più profonda ci portava nella Casa Sotto il Mare.

Abbiamo visto molte meraviglie lungo il cammino. Ora, nella Fase Sette, arriviamo alla chiara visione di diversi aspetti interiori della Salute. Amore ... luce liquida ... e una matrice di diamante ... il paesaggio è vasto ... e i principi di guarigione sono ancora più sostanziali di quanto abbiamo precedentemente sperimentato.

UNA VOCE PICCOLA E SILENZIOSA

Rollin Becker, D.O., si riferiva a queste parole molte volte. Insisteva nel non aggiungere nulla a ciò che la Marea trasmetteva. Ci chiedeva di "stare fermi e sapere che io sono Dio" (Salmo 46).

Il Dr. Becker stava trasmettendo profonde verità dall'antica saggezza dei profeti. Il Salmo 46 è di Re Davide quando viene reso muto dalla mano di Dio. Dio gli parla e lo calma. È importante sapere che lo "stare fermi" in questo caso non è un atto di volontà umana. È uno stato altamente elevato di riconoscimento di un individuo da parte di Dio, portando quella persona all'unione e all'illuminazione. È lo stato di essere più sacro in tutte le tradizioni.

Intorno all'800 a.C., Elia, un povero abitante del deserto, entra nel gregge della tradizione giudeo-cristiana. Ovviamente era impoverito per scelta, come i deserti che lo seguirono anni dopo. Era vestito per sopravvivere. Non era un sacerdote. Era senza casa, povero e trasandato.

La credenza degli ebrei di quel tempo era che Dio parlasse solo ai leader religiosi. C'era una gerarchia rigida che si doveva riconoscere per essere alla presenza di Dio. Si credeva nei "pochi eletti." Elia affrontò queste disuguaglianze.

Disse alle masse che Dio era dentro di loro, che Dio parlava come una voce piccola e silenziosa nel cuore di ognuno. Ai suoi tempi, questo era qualcosa di nuovo per la maggior parte delle persone, qualcosa che era contrario a migliaia di anni di tradizione. Elia ci risveglia a un luogo interiore nella casa di Dio ... e a una comunicazione diretta lì dentro ... *quella che chiamiamo coscienza.* La parola "coscienza" significa conoscere insieme a Dio come uno.

Perché il Dr. Becker ci indirizza qui a questi antichi insegnanti? Non è questa la Salute che abbiamo perseguito nella nostra tradizione?

Non ci sono pochi eletti ... c'è una voce ... una voce piccola e silenziosa ... come possiamo comprendere la voce senza parole ... perché è così piccola, come un embrione? Tutte queste domande trovano risposta dentro il tuo tempio (la Salute).

Il passo più grande è essere centrati dalla Divinità ... lasciarsi guarire, ricostruire dall'Amore.

Dio è Amore.

IL VUOTO, LA QUIETE DINAMICA E LA SALUTE

Ci sono spesso domande riguardo alle parole sopra. Ci sono diversi significati da fonti differenti per ogni parola a seconda del contesto in cui viene usata.

Nella Biodinamica, il significato di queste parole è nel contesto della loro relazione all'interno della Respirazione Primaria come immaginato da W. G. Sutherland, D.O. Le somiglianze tra i commenti di Sutherland/Becker e gli antichi insegnamenti in tutti i percorsi spirituali sono impressionanti.

La meditazione è un'attività strutturata, mentre la contemplazione è aperta, senza formato tranne il desiderio di sperimentare il Divino. La ricerca di Sutherland per trovare il fulcro della Respirazione Primaria lo ha condotto attraverso un percorso spirituale che forse non era evidente per lui all'inizio, ma parallela le intuizioni di molti contemplativi, quindi mi sento a mio agio a parlare di questi argomenti come contemplativo io stesso.

Il viaggio percettivo di Sutherland è stato discusso nella Fase Uno, ma qui esaminiamo le pietre miliari a cui si arriva una volta che le basi sono padroneggiate. La conversazione con la Marea diventa più diretta ... cioè, ci si allontana dalla tecnica verso la dipendenza consapevole dalla presenza che anima ciò che è chiamato la Marea, il Meccanismo e la Respirazione Primaria. Questo è ciò a cui il lavoro di Sutherland porta molti di noi che hanno "vissuto" la storia.

Il mio addestramento, iniziato nel 1966, ha incluso tutti i metodi per oltre quarant'anni e mi ha portato a trovare lo stesso insegnante nella mia vita contemplativa come ho fatto attraverso il lavoro di Sutherland... amore che anima la creazione con misericordia e grazia per tutti, una semplice frase che si è svelata lentamente mentre i miei occhi si adattavano all'oscurità (vuoto) che alla fine è stata illuminata dall'amore. Nella trasparenza che l'amore ci impone c'è un paesaggio che eleva l'osservatore attraverso la propria morte, e risveglia un'inversione dei sensi per "vedere" la Salute come è animata e formata dal movimento dell'eternità—la cui memoria non svanisce mai anche quando una minore oscurità cade su di sé. Mentre esploriamo questo paesaggio, queste parole risuoneranno vere, come hanno fatto attraverso tutto il tempo.

La contemplazione è rischiare la paura e il successo mondano per la guarigione di se stessi nella speranza che il significato della vita venga meglio compreso... quando arriva l'insegnante, si vede che l'amore che si svuota di sé è al centro di tutto e che l'amore che si realizza da sé può solo accendere un piccolo fuoco che viene consumato dal fuoco che trasmuta ogni secondo di esistenza nel tessuto dell'eternità.

Il nostro grande insegnante, il Dott. Still, non aveva paura dell'Amore divino. La Scienza dell'Osteopatia non si limita a una credenza in sé stessa, ma alla visione delle leggi della natura come sono, non come le costruiamo per profitto o comodità. Coloro che mi sono stati più vicini in questo viaggio erano abbastanza forti da mettere il benessere del paziente al primo posto e cercare gli strumenti terapeutici più potenti e non invasivi disponibili... la Marea ha vinto il primo premio... perché ha superato tutte le altre prove cliniche (farmaci, agopuntura e omeopatia).

Il vuoto, la quiete dinamica e la Salute hanno tutte qualità uniche e significative nella pratica clinica... costruiremo un quadro di questi paesaggi. Oltre le fasi di inspirazione ed espirazione delle Maree, oltre i ritmi, si trova un paesaggio che si svuota in tutta la vita. La potenza qui supera il potere della potenza che troviamo a livelli inferiori. Crea, distrugge, anima e guarisce nel suo passaggio. Eppure rimane sempre l'infrastruttura di sé stessa.

La storia di queste parole inizia con il movimento drammatico da attivo a passivo a neutro... queste parole, sebbene non comunemente usate, descrivono ciò che le persone fanno quando trattano.

Il primo passo che insegniamo nella Biodinamica è il valore della quiete come fulcro. Questo inizia nella Fase Uno ed è visto come un punto finale per il trattamento.

Nella Fase Due ci spostiamo verso una quiete diversa, una quiete da cui emerge il respiro e a cui ritorna. Da questo troviamo un'altra quiete nella Zona B (il corpo fluido) che apre la porta al cambiamento automatico. Questo non sembra confondere nessuno. La profondità di ciò sembra normale e tuttavia è molto profonda... una risorsa di auto-guarigione interiore.

Presto sperimentiamo la Marea Lunga. Qui la quiete che cresce durante il trattamento riempie Zona D. All'inizio questo è disarmante poiché i nostri sensi sono messi alla prova. Dopo diversi anni, tutto sembra piuttosto meraviglioso, ma il nostro senso della vita sta cambiando mentre incontriamo i sensi naturali che non sono molto usati in città o quando si hanno obiettivi personali da raggiungere. I sensi naturali sono intelligenti, creativi e innati.

Per un aborigeno nella natura selvaggia, la quiete che riempie la Zona D è la base di tutte le funzioni. La consapevolezza dell'orizzonte, della Zona D e della Marea Lunga sono in primo piano percettivo per la mente naturale, non sullo sfondo come lo sono per la maggior parte delle persone istruite. La quiete ha movimenti sacri così come movimenti naturali. La mente naturale non percepisce la distanza come facciamo noi; tutto è vicino, e il battito nel cuore è una linea telefonica per il cerchio tribale. I piccoli cuori degli esseri umani e il grande cuore che muove le stelle viaggiano tutti qui. Le persone crescono nello spirito in quel mondo e raggiungono un'unicità che cambia il loro ruolo nella comunità. Un cacciatore può eventualmente diventare un "monaco", lasciando il suo rifugio e la sua famiglia per vivere da solo, diventando un anziano spirituale per la sua tribù. Man mano che si cresce in questo paesaggio della Marea Lunga, emerge nei sensi un profondo senso della vita.

Per passare dal mondo della Marea Lunga più vicino alla causa, dobbiamo chiederci: “Dov'è la quiete che esprime la completezza della Zona D? Dov'è il fulcro?” A volte lo facciamo perché il paesaggio della Marea Lunga non ci sta guarendo così profondamente come sentiamo sia possibile. Vogliamo trovare l'eterno ed essere completi.

Quando si cerca il fulcro nella Zona D, non si sa cosa stia arrivando! Se c'è qualcosa!

Si abbandona l'istinto della natura per lo spirito della Salute. Il “mio” è ancora nell'equazione. Superiamo i movimenti e la geografia della Zona D e arriviamo a nulla! E intendo nulla.

Non c'è alcuna sensazione. Nessuna quiete. Sembra vuoto come un cadavere. Non c'è confine, nessuna sensazione, nulla di cui fidarsi, controllare o comprendere. Il vuoto è un luogo che l'ego evita. Questo è il vuoto. Può sembrare “terribile,” come dice Thomas Merton nei suoi libri sulla contemplazione.

Spesso, questa assoluta mancanza di qualsiasi cosa provoca paura. Questo deriva dall'ego che perde il suo fulcro. Ci aspettavamo di trovare qualcosa che potessimo comprendere con la conoscenza ordinaria. Non è ciò che immaginavamo. La nostra cecità sensoriale ci acceca.

Il tempo passa e cominciamo a viaggiare nel vuoto più e più volte. È doloroso, aprendo il subconscio alle debolezze che giacciono nascoste, esponendo il nostro egoismo e le nostre paure. Vogliamo sentire la Salute, sentire l'Amore divino, quindi restiamo. Quello che incontriamo è la nostra piccolezza. Incontriamo la nostra stessa violenza, che è stata nascosta dalla persona culturale.

Alcuni tornano indietro, altri restano e pregano per aiuto. Arriva... ci rendiamo conto che il vuoto è un luogo di attesa. Un luogo dove non si fa altro che aspettare... questo diventa il nostro primo livello neutro in un nuovo mondo. Il nostro senso di impotenza si rarefà nel restare immobili e nel non sapere. Il vuoto diventa un luogo tranquillo in cui ritirarsi per la solitudine. La battaglia che stava avvenendo finisce in neutralità.

L'immensità del vuoto diventa un oceano di presenza e pace.

Siamo abbracciati da un manto di serenità che è sconfinato, gentile, protettivo, dolce, tenero e amorevole.

La grande madre è venuta a stare con noi mentre diventiamo più integri nella presenza curativa del suo amore. Iniziamo a guarire in un modo che non potevamo immaginare. Emerge un secondo neutro. Siamo meno attivi o passivi. La ragione di esistere è cambiata. Solo essere in sua presenza è sufficiente.

Qualcosa è venuto a incontrarci e guarirci... il vuoto è diventato un luogo di incontro... poi diventa un luogo di riposo, un luogo di quiete. Il vuoto diventa una quiete dinamica piena di attività che ci guarisce. Rivela la Salute.

Ciò che appariva come un vuoto diventa un luogo di purezza, povertà interiore e gioia.

ZONA B E TRE LIVELLI DI QUIETE

La capacità di comunicare e cooperare con le leggi naturali che inquadrano la sostanza e l'attività della Zona B può portare a molti meravigliosi risultati clinici.

La diagnostica nei bambini spesso dipende dal vedere le relazioni della Zona B con la Zona A.

La normale Zona A (soma) è trasparente alla Salute e non riflette l'anatomia più di quanto faccia un muscolo in neutro. Come sapete, un muscolo in neutro sembra un sacchetto d'acqua.

Continuiamo con questo punto di vedere la Zona A e la Zona B e la loro relazione. Puoi disegnare l'immagine della Zona A e della Zona B in questo paziente?

Nel primo capitolo di *Philosophy of Osteopathy* di A. T. Still, D.O., chiede: Cos'è l'anatomia? La sua risposta necessita della tua revisione, così puoi vedere oltre la semplice struttura grossolana e comprendere il nostro lavoro in relazione alla tradizione iniziata da Still. L'anatomia è una completezza vivente di funzione e dovrebbe essere vista come un mistero di forma, non come una struttura accademica statica.

Inoltre, il mio più vecchio amico osteopatico, Eliott Blackman, una volta mi raccontò una storia sulla completezza, Zona B e osteopatia. La storia è questa: quando era a Kirksville nel 1966 (secondo anno di Eliott), andò a vedere il Dr. Korr, il nostro insegnante di fisiologia e autore di *The Physiological Basis of Osteopathic Medicine.* Chiese al Dr. Korr: "Il corpo è un sincizio?" La risposta fu: "Un segmento visibile è un segmento in difficoltà."

Un sincizio è un gruppo di cellule che si comporta come un'unica massa di protoplasma.

Nel corpo fluido non c'è anatomia, non ci sono segmenti somatici, solo protoplasma. Quando le lesioni della Zona B diventano visibili, si manifestano come Zona A. La Zona A si trasmuta sotto l'influenza della marea in Zona B.

Quando valuti il tuo paziente oggi, ci sarà una Zona A e una Zona B, ma puoi sentire B senza A? Questa abilità è necessaria.

Mentre trovi la Zona B, riesci a percepirne la completezza? Funziona come una goccia. Non c'è distanza nella sua mente. Mentre sei seduto dove sei, tutto è nelle tue mani (letteralmente).

Una volta che quanto sopra è chiaro, esploreremo i diversi livelli di quiete e i paesaggi intermedi.

Il primo livello di quiete è il punto di equilibrio tra la pressione atmosferica e i fluidi nel corpo. Lo troviamo percependo l'aria nella stanza e lo stesso tono nel paziente. Non c'è punto di interfaccia; è un continuum. La quiete è un luogo di equilibrio. È calma. Non è una vera quiete perché non ha alcuna potenza terapeutica.

Prima di arrivare al secondo livello di quiete, passiamo attraverso lo spazio della chimica del corpo, dove possiamo leggere i disturbi molecolari. Vedi cosa ti arriva mentre passi dal primo livello di quiete alla respirazione del corpo fluido a due cicli al minuto. Potrebbe sembrare strano. Se lavori su questo, puoi leggere una varietà di stati chimici.

La quiete di secondo livello è il fulcro per la respirazione, sia primaria che secondaria. Iniziamo ponendoci la domanda: "Il corpo fluido in questo paziente risponde alla respirazione toracica?" Nei bambini e nei santi, il corpo fluido è pervaso e alimentato dalla respirazione toracica e dalla Respirazione Primaria come un'unica forza transmutativa. Dopo aver controllato la respirazione toracica, verifica quindi la Respirazione Primaria e la sua influenza sul corpo fluido. Successivamente, verifica se le due respirazioni si relazionano tra loro o se sono estranee.

Ora ci spostiamo alla quiete di secondo livello. Percepiamo la quiete da cui e verso cui la respirazione va e viene. Mentre aspettiamo, la quiete si sposta in primo piano. La Zona D entra automaticamente nella nostra consapevolezza.

A questo livello troviamo la Marea Lunga, un respiro oceanico (Zona D). Percepisci l'oceano senza alcuna Zona A, la casa sotto il mare con tutte le porte e finestre aperte.

Abbiamo studiato il livello successivo di quiete nella Fase Quattro, la quiete dinamica o quiete di terzo livello. Questo è anche "il luogo di incontro."

Per assistere a questo, bisogna andare al fulcro della Marea Lunga.

Quando arriviamo allo sforzo, entriamo in un vuoto. Nel contesto in cui lo stiamo usando, il vuoto è un luogo dove non possiamo percepire nulla se non i nostri limiti... non è piacevole. Ma se abbiamo lavorato su questo, il vuoto non è più un vuoto, un luogo di tensione mentre l'ego si dissolve, ma una stanza tranquilla nella Casa Sotto il Mare... un luogo di attesa dove la Marea matura la nostra coscienza.

Mentre i nostri sensi vengono trasformati dalla presenza nella casa... iniziamo a vedere la Salute... la bellezza e la trasparenza che vediamo nei bambini.

Attraverso questa trasparenza arriva un "vento"... Divino e sacro... Quando siamo toccati da questa quiete, diventiamo consapevoli della nostra stessa guarigione... ha molte dimensioni, ma ci "abbraccia così completamente" che siamo rinnovati, purificati e in grado di muoverci con la compagnia dell'ospite della casa... l'insegnante è arrivato... mentre questa consapevolezza entra in noi, il mondo intero è visto come Salute.

Il movimento della creazione e dell'eternità riempie il nostro vaso abbandonato come un quarto livello di quiete di proporzioni angeliche e annuncia l'inizio del ritorno dei sensi allo stato originale come espressione della Salute.

MEDITAZIONE: TROVARE LA SALUTE

La meditazione è praticare la verità. Comporta scelte attive con il cuore. Nella Fase Uno, abbiamo studiato un tipo di Yoga.

Yoga significa "unione con Dio."

Soma è una parola antica del sanscrito... si riferisce all'idea di forma perfetta.

Non è la Zona A come l'abbiamo studiata nelle università.

Percepire la tua postura senza cambiarla e percepire il soma è un modo molto utile per trascorrere del tempo con la tua Salute.

Percepisci la tua postura così com'è senza cambiarla... poi percepisci la forma perfezionata... non con la tua immaginazione, ma percepisci la Salute così com'è in sé, vicino a te.

Fare questo per diversi minuti è riposante e curativo per la Zona A e i suoi dilemmi.

Quando la Zona A percepisce questa forma perfetta, ricorda il vero soma, la sua connessione con la Salute e il Divino.

Questa fusione della Zona A con la Salute porta a cambiamenti fisici nella fluidità che puoi percepire nel corso di diverse settimane.

Trascorri del tempo con la Salute. Familiarizza con essa e ti guarirà in molti modi.

Di solito, quando percepiamo il soma, sentiamo una forma ombrosa di luce liquida. Il soma può essere accanto alla Zona A, dietro di essa o al suo interno— ovunque nelle vicinanze.

La Zona A si è allontanata dal soma... è persa e imprigionata dalla parte dell'anima che è mondana ed egocentrica.

Il ritorno al proprio vero sé è curativo per le molte ansie e il vuoto che si manifestano quando si è separati dalla Salute (soma).

Tutte le religioni riconoscono la sensazione di essere separati dalla fonte della creazione. Con questa intuizione di un Yogi, ho iniziato a vedere facilmente la forma del soma.

Aggiungendo questo alla mia contemplazione, ha acquisito significato.

LA FILOSOFIA DELL'IMMORTALITÀ DEL DR. A. T. STILL

Il Dr. Andrew Taylor Still, fondatore della scienza dell'Osteopatia, tenne un discorso davanti all'Associazione Osteopatica dello Stato del Missouri e della Valle del Mississippi a Kirksville, Missouri, il 24 maggio 1912. Ecco una citazione da esso.

> Oggi non ho più paura della morte che della vita. ... sarà un passo più alto ... necessario per la perfezione spirituale dell'uomo.
>
> Quando un pulcino esce dal guscio ... dimostra la perfezione della conoscenza che è in lui ...
>
> ... quando sono arrivato all'uomo, era sia un dipendente fisico che mentale. Viene al mondo come una tabula rasa mentale, e quando muore, sa poco di più, nonostante i giorni e gli anni trascorsi nelle scuole teologiche e scientifiche.
>
> Ho imparato più da una vecchia gallina di quanto tutti i teologi mi abbiano mai insegnato ... che le nostre vite sono in un corpo ... sviluppando l'uomo spirituale per fare il passo dalla mortalità all'immortalità.
>
> Ogni prova che ho trovato in tutta la natura è che il Dio della vita è un architetto, un costruttore, un ingegnere ... e non c'è perfezione al di fuori del completamento per cui penso che l'uomo spirituale sia trattenuto nel corpo fisico fino a quando la natura non dice che è finito ...
>
> Concluderò dicendo: "Conosci te stesso e sii in pace con Dio."

Andrew T. Still, "Filosofia dell'Immortalità," discorso tenuto all'Associazione Osteopatica dello Stato del Missouri e della Valle del Mississippi a Kirksville, Missouri, il 24 maggio 1912.

IL PAZIENTE IN FASE TERMINALE

La morte non è spegnere la luce;
è solo spegnere la lampada
perché è arrivata l'alba.
-Rabindranath Tagore

Tutti moriamo. Alcuni tra le braccia dell'amore, altri nella disperazione. Spesso, siamo presenti con i pazienti durante questa fase della vita e possiamo supportarli mentre traspirano (respirano attraverso).

Quando entriamo nel processo della morte, la Respirazione Primaria cambia. La sua intenzione è rendere la transizione il più semplice possibile. La coscienza di una persona si fonde con la Salute del tutto. La direzione della facilità durante il tempo fino alla morte non è visibile alle mani osteopatiche a meno che non stiano percependo la Salute.

Nel tumulto del morire, il tessuto cede. Nella malattia metastatica, può sembrare come tessuto "in decomposizione".

Quando i sistemi metabolici falliscono e il paziente si consuma, e la Marea Lunga vortica intorno al soma, il dolore del paziente è spesso insopportabile e prolungato.

Le visite a domicilio sono necessarie. Bisogna sentire se la Salute o la sofferenza del paziente è aumentata.

Ad esempio, un paziente pieno di metastasi non può muoversi senza dolore intenso e disperazione.

Le nostre mani devono tenere un fiore, non una malattia. Questo non è difficile. La tua formazione in Biodinamica ti servirà bene.

I pazienti che hanno una vita spirituale (sia formale che informale) hanno sentito la Salute. Spesso sentono l'Amore di Dio e vedono la morte come l'arrivo dell'amore eterno e del fuoco. Questa accensione, alla morte, negli antichi insegnamenti cristiani era chiamata glorificazione. Potrebbero esserci altri nomi.

Alcuni pazienti hanno paura. Credono di morire, di spirare, di soccombere alle lesioni, e questo comporta un diverso insieme di principi di trattamento che possiamo discutere altrove.

Questa discussione riguarda i pazienti che hanno sentito l'Amore di un Dio benevolo e ricordano. Una storia clinica può aiutare.

Una meravigliosa donna anziana e introversa era innamorata della Grande Madre del Mare. La chiamava Maria. La sua vita quotidiana era in stile New Age, ma il suo cuore era aperto all'amore di Maria per la maggior parte del tempo. Ne parlava solo con me e suo marito.

L'ho conosciuta per quindici anni e ho visto la sua devozione iniziare e maturare. Negli ultimi anni prima che arrivasse il suo cancro, era come una pianta che vive accanto a un fiume... cresceva e cresceva... finché tutto ciò che voleva era sentire la presenza dell'amore divino ed essere con Maria.

Ha sviluppato un cancro al pancreas. È arrivato rapidamente. In tre mesi, il

progresso della malattia ha causato un crescendo di dolore, ovunque. Non prendeva alcun farmaco, poiché il senso dell'amore di Maria pervadeva il suo soma.

I suoi amici sono diventati un fastidio perché avevano paura della morte; questo la stava stressando.

La malattia era come un incendio incontrollato. Un giorno mi ha chiamato: "Non riesco a sentire l'amore, il dolore mi ha sopraffatto. Puoi venire?"

La sua ragione per il trattamento era sentire la Salute, il fulgore dell'Amore... ha avuto molti trattamenti e spesso sentiva una presenza nella quiete dinamica nei punti finali.

Quando l'ho vista, era esausta, ritirata e piegata dal dolore. Abbiamo fatto un trattamento e, in ventiquattro ore, ha chiamato.

“Posso sentire l'Amore, non c'è dolore.” Non ha preso alcun farmaco.

Negli ultimi mesi, l'ho trattata cinque volte. Ogni volta trovava facilmente la pace, parlava con gli amici e li aiutava a vedere la sua verità.

Diversi giorni dopo un trattamento, ho sentito che avrei dovuto chiamarla... suo marito ha detto, “È a letto tutto il tempo. Non parla con nessuno, ma ha detto che se avessi chiamato avrebbe voluto che tenessi il telefono all'orecchio.”... Lo ha fatto... Lei ha detto, “Ti amo.” In lacrime, ho risposto allo stesso modo. Le ultime parole tra noi erano quasi senza suono e portavano una carezza solida che il tempo non può cancellare dalla nostra memoria... è morta quel giorno... tra le braccia della sua amata Mary. Il nostro approccio pratico contiene i principi che sono stati usati per aiutarla e molti altri a trovare un modo per scivolare facilmente tra le braccia dell'amato. Questi principi sono gli stessi che abbiamo usato con la quiete dinamica quando siamo scivolati dietro il nostro respiro nel luogo di incontro e abbiamo aspettato. Ora ci muoviamo verso la sensazione della Salute e l'attesa.

IL PAZIENTE TERMINALMENTE MALATO

Le visite a domicilio sono necessarie, specialmente verso la fine. Il paziente dovrebbe essere posizionato comodamente.

Qualsiasi posizione di comfort va bene; la minima pressione può causare dolore.

Le nostre mani devono essere embrionali, piccole e innocenti. Ci sono diversi suggerimenti che possono aiutarti:

Dì alle tue mani di ricordare la sensazione di essere toccate dalla Salute... usa la loro memoria!

Posiziona le tue mani delicatamente con un contatto superficiale minimo, non fuori dal corpo.

Senti le tue mani come sono e diminuisci lentamente la tensione a fasi finché non senti la Salute.

Le tue mani potrebbero sorprenderti mentre si riempiono di amore—non il tuo, ma dalla Salute.

Se necessario, chiedi l'altra coppia di mani.

Questo passo di percepire la Salute nel paziente è il più importante, quindi esplora cosa ti aiuta a percepirla.

Alla fine le tue mani ricorderanno le sensazioni della Salute con affetto e chiarezza. C'è un grande oceano di aiuto sempre vicino.

Il paziente sta soffrendo intensamente. Sii neutro e lavora. Non attaccarti alla sofferenza.

A causa del dolore e della disperazione mentale, la mente del paziente è frantumata.

Dobbiamo portarli al centro, concentrarci su una cosa che aiuterà a organizzare una porta verso il luogo di incontro (vuoto). Da lì, il respiro della Salute sposterà la loro coscienza. Questo è difficile per il paziente... ci vorranno istruzioni chiare e pazienza.

Chiedi al paziente, "Riesci a vedere il tuo respiro?" ... Di solito, la risposta è "No"

... perché la consapevolezza è spezzata dal dolore.

Dì loro:

Prova a vedere solo un po' del respiro per un secondo. Non combattere il dolore o le distrazioni. Trova solo un po' del respiro.

Aspetta ... (non smettere di percepire la Salute, qualunque cosa accada). Aspetta ancora un po' ... finché la Zona B non cambia ... leggermente.

Adattando la tua voce alla Salute, chiedi loro ... riesci a sentire il tuo respiro? Diranno di no.

Ripeti loro, "Prova a trovare il tuo respiro. Non combattere. Sposta semplicemente la tua mente su di esso. Scivola dietro il dolore e la paura; vai piano. Trova l'inspirazione e l'espirazione del respiro."

Aspetta ... osserva la Zona B e rimani con la Salute.

Dopo diverse conversazioni ... la Zona B raggiungerà un crescendo, come un EV4. Questo significa che hanno diviso la loro attenzione e trovato il respiro. Ma quando chiedi, avranno ancora dolore ... Ora abbiamo *il dolore e il respiro nella consapevolezza del paziente.*

Chiedi, "Riesci a vedere o sentire un vuoto dietro il respiro?" Se no, allora dì, "Riesci a vedere una quiete dietro il tuo osservatore?" ... allora otterrai un sì ... tutte le risposte sono fragili e dolorose.

Dì, "Prova a notare il respiro e il vuoto. Non respingere il dolore. Vedi semplicemente il vuoto e il respiro allo stesso tempo."

Non incoraggiarli a connettere il vuoto e la respirazione.

Aspetta... più tardi Zona B e la Salute si fonderanno e trasmuteranno. Aspetta.

Dì: "Come stai?" ... "Bene."

"Hai dolore?" ... "No."

Dolcemente rimuovi il tuo contatto, mentre la Salute ti guida... Chiamali il giorno successivo.

Notes

Dividere l'attenzione tra la respirazione e il vuoto posiziona l'osservatore per essere trasmutato dalla Salute.

Cercare di andare direttamente alla Salute non aiuterà, ma frustrerà solo il paziente e te.

Il dolore e la paura sono entrambe emozioni che trasmutano sotto il tocco della Salute.

Quando il soma sente l'eternità, si muore spiritualmente, e il dolore e la paura finiscono mentre il corpo si connette alla Salute e la psiche inizia a perire.

I visitatori possono essere di disturbo per il paziente. Assicurati che abbiano solo la compagnia che desiderano.

AL CENTRO DEL NOSTRO ESSERE

In *Conjectures of a Guilty Bystander* (1966), Thomas Merton scrive:

> Al centro del nostro essere c'è un punto di nullità Che è intoccato dal peccato o dall'illusione Un punto di pura verità, una scintilla che appartiene interamente a Dio.
>
> È inaccessibile alle fantasie della nostra mente, o alle brutalità della nostra volontà.
>
> Questo piccolo punto di nullità e assoluta povertà è la pura gloria di Dio in noi.
>
> È, per così dire, il suo nome scritto in noi, come la nostra povertà, come la nostra indigenza, come la nostra dipendenza... È come un diamante puro, che brilla con la luce invisibile del cielo.
>
> È in ognuno, e se potessimo vederlo, vedremmo miliardi di punti di luce che si uniscono tutti insieme nel volto e nel bagliore di un sole che farebbe scomparire completamente la crudeltà della vita...
>
> Non ho un programma per questa visione. È solo dato.
>
> Ma la porta del cielo è ovunque.

CITAZIONI

Amo i miei pazienti. Vedo Dio nei loro volti e nella loro forma.
A. T. Still, M.D., D.O.

Quando tutti i fulcri sono sincronizzati, ci sarà pace e armonia.
W. G. Sutherland, D.O.

Cerca la Salute; chiunque può trovare la malattia.
A. T. Still, M.D., D.O.

La Salute è l'Imago Dei, esalata dal Divino.
Scritture ebraiche

La completezza è la più piccola divisione della vita.
Sconosciuto

La Salute non finisce con la morte. Il corpo è la seconda placenta.
(parafrasato)
A. T. Still, M.D., D.O.

Il perfetto neutro è della Salute. Qui, non c'è tensione percettiva.
C'è unità con il Respiro della Vita e la sua saggezza.
James Jealous

LA SALUTE

Pratica

Questo esercizio è esplorativo e terapeutico.

Percepisci l'interezza della sofferenza del paziente. Questa completezza è il tessuto di tutta la sofferenza. È la somma totale della sofferenza senza strati, luoghi o tempi. Sembra un foglio o un tappeto nero.

Non è la percezione della persona della propria sofferenza o dei sintomi. È una completezza collettiva di separazione.

Successivamente, trova la Salute, un altro strato, una sostanza dolce, calda, simile al miele. A volte ne vediamo solo un pezzo. Questo è sufficiente.

Nota il divario tra i due.

Nota che la Salute raggiunge la sofferenza e non viceversa. Lascia andare la Salute all'interno del paziente.

Trova la Salute esterna e la sua presenza nel mare intorno a noi. Cosa sta facendo in relazione alla sofferenza?

Ora, aggiungi di nuovo l'interno in modo da avere entrambi gli aspetti della Salute (l'esterno e l'interno) e l'interezza della sofferenza.

Com'è il trattamento?

La Salute è Amore, la forza di guarigione più potente di tutte. Le lesioni sono trasparenti ad essa.

La presenza esterna è amore eterno. L'interno è amore eterno incarnato.

La sofferenza è temporale.

Il divario è la memoria perduta.

La mano che si protende è l'intercessione della Salute nella sofferenza. L'amore eterno si incarna.

La sofferenza arriva, l'amore aumenta. La completezza è sostenuta.

LA SOFFERENZA DEL PAZIENTE COME UN'UNITÀ

Abbiamo esplorato diverse vie per una relazione con la Salute.

Questa giustapposizione tra la Salute e la deformità è sempre presente in noi. Abbiamo spesso parlato della Salute nella lesione, un'altra verità Osteopatica.

Ora percepiremo la sofferenza del paziente come una completezza; saremo simultaneamente consapevoli della Salute e della sua completezza. Successivamente, apprezzeremo il divario che separa la sofferenza e la Salute. Mentre osserviamo questi aspetti, noteremo anche la mano della Salute che si estende attraverso il divario nella sofferenza (questa è la forza terapeutica nella Salute che si muove nel campo di lesione).

Dopo aver visto quanto sopra, lasciamo andare questo aspetto interno della Salute e diventiamo consapevoli della presenza esterna della Respirazione Primaria. Apprezzeremo l'interezza della sofferenza e l'interezza del mare di amore intorno a noi... una volta che siamo consapevoli di questi due aspetti, aggiungeremo di nuovo la completezza della Salute interna. La sofferenza è racchiusa tra gli aspetti esterni e interni della Salute.

Abbiamo anche esaminato le aree percettive che transitiamo nel nostro viaggio interiore: il perfetto neutro, vuoto di sé, percepisce il vuoto, dove l'ombra di un'altra presenza si sta sviluppando in una persona reale, la Salute, un luogo di amore eterno. Abbiamo studiato come guidare una persona in un luogo di incontro con quell'amore. Speriamo di vedere che siamo incontrati nel vuoto e toccati dalla Salute; questa Salute ci porta nella visione del nuovo paesaggio. Incontriamo la dolcezza dell'amore incondizionato incarnato in noi, come noi. Questo inizia una relazione. Un'amicizia. Questo è il margine dell'unità.

Man mano che cambiamo, il nostro respiro si modifica. La separazione tra respirazione primaria e respirazione toracica si riduce e la riunione è imminente. La nostra meditazione abbraccerà la respirazione toracica, il vuoto e la respirazione del mare dell'Amore. I due respiri possono toccarsi, fondersi e riversarsi l'uno nell'altro. Di solito, la respirazione primaria permea quella toracica, ma non viceversa. Qui, molto cambia mentre entriamo nell'auto- svuotamento anziché nell'essere auto-realizzante.

Diventiamo consapevoli della memoria eterna.

RESPIRAZIONE

Come sapete, i ritmi esprimono il respiro.

Il respiro cambia man mano che ci addentriamo nelle attività della Respirazione Primaria. Man mano che il ritmo rallenta, il respiro diventa più sottile ... ricco ... e ... potente ... a volte fermandosi.

Questo è vero anche per la respirazione toracica, che cambia il suo schema mentre ci riposiamo nei neutri a diversi livelli.

La respirazione toracica ha molte qualità non meccaniche, che continueremo a esplorare qui e nella Fase Otto.

Possiamo osservare la respirazione toracica e i suoi paesaggi. Questo ci condurrà in luoghi di grande significato e serenità.

Iniziamo essendo consapevoli dell'inspirazione e dell'espirazione come flusso della vita senza un senso di possesso, cioè, "il mio respiro."

Questo movimento della vita non è nostro ... ci è dato per l'esistenza.

Mentre lo osserviamo muoversi, possiamo anche osservare i nostri stessi cambiamenti di tensione man mano che la facilità della respirazione aumenta. Le pause che appaiono sono anche porte verso qualcosa di più profondo, nascosto dietro un velo.

Quando ci stabilizziamo nella consapevolezza del respiro, possiamo chiederci, "Dov'è il fulcro?" come faceva spesso Sutherland nelle sue lezioni ... da dove viene questo respiro ... chi sta respirando ... dov'è la causa ... e aspettiamo ... possiamo percepire una stanza silenziosa da cui i movimenti del respiro vanno e vengono ... Mentre ci concentriamo su questa stanza silenziosa ... essa si sposta in primo piano e il respiro passa in secondo piano ...

Ci troviamo in una stanza ... in una casa ... sotto il mare.

Quando siamo arrivati qui per la prima volta, era un vuoto, oscuro e spaventoso. Ma ora sappiamo che è come l'atrio di una casa sotto il mare, dove si può aspettare il proprietario della casa che verrà a salutarci.

Mentre aspettiamo, ci riposiamo ... facendo una pausa ... l'apnea si verifica per brevi periodi. La casa è grande, e in essa possiamo sentire il Maestro addormentato, che respira.

Il respiro del Maestro ci raggiunge e centra il nostro respiro nella Salute ... come un unico respiro ... centrato ... che si muove verso l'alto, non dentro (fuori).

Alcuni hanno chiamato questo il respiro embrionale.

SINCRONIZZAZIONE DELLA RESPIRAZIONE

Mentre aspettiamo con il respiro, il tempo passa. Il respiro diventa semplice; il suono cambia; ci sono pause, momenti di apnea che sono puri e senza sforzo. Queste pause sono punti di incontro con la Salute. Siamo sincronizzati da una presenza curativa interiore.

Respirare come un neonato addormentato. Neutro nella casa.

La Zona A diventa trasparente.

La casa è sotto il mare, e il mare respira attraverso di essa. Arriviamo alla Respirazione Primaria. Un respiro che non ha confini, che attraversa tutto senza toccarlo o diminuire se stesso.

Diventiamo consapevoli della casa e dei due respiri. Aspettando, stiamo riposando la piccola mente.

I due respiri si stanno permeando a vicenda in entrambe le direzioni?

LA SALUTE IN SE STESSI

Abbiamo molti sé diversi, alcuni positivi, altri negativi, e tutti vogliono che li seguiamo. Vogliono la nostra attenzione.

La Salute in noi è molto vicina e aspetta che il neutro si impegni attivamente a guarirci.

Siamo inconsapevoli della maggior parte di questo, quindi potremmo credere di non essere in contatto con la Salute anche quando lo siamo.

Potremmo pensare: "Ieri ho sentito la Salute ma oggi non riesco." Questo non è vero. La Salute è sempre lì.

Quando sei in dubbio, guarda dentro te stesso.

Riesci a sentire una sostanza dolce, calda, simile al miele?

È isolata dalla Zona A o sta interagendo con A e trattando? Cosa sta facendo? A volte troviamo la Salute dove meno ce lo aspettiamo.

È possibile percepire la Salute anche quando non riesci a sentirla, perché ci sono due osservatori, non uno.

Uno che sa e uno che non vuole sapere... entrambi sono sempre accessibili... se credi di non poterla sentire, non lo farai... prenditi un momento per guardare dietro il tuo senso di "non sentirla"... guarda dietro il velo della tua convinzione... cosa c'è sullo sfondo?

ALBA

Ci sono molti paesaggi all'interno delle dinamiche della Respirazione Primaria. Man mano che diventiamo consapevoli della trasparenza del tutto, tutti i paesaggi diventeranno più visibili. Ora, iniziamo con l'oscurità e la quiete dell'"Oceano della Quiete Dinamica."

NEUTRO DELLA SALUTE

Assenza di forma

Pratico:

Percepisci il corpo fluido come un tutto, Una Goccia Trasparente che Respira Aspetta

Percepisci la Marea Lunga, dentro e fuori. Aspetta

Percepisci la Quiete Dinamica dentro e fuori come una sostanza ricca e scura, come l'onice.

Aspetta Aspetta l'alba.

Percepisci il paziente come un tutto.

Percepisci la placca embrionale di luce liquida. Aspetta.

Cosa accade?

La mancanza di forma è un luogo di metamorfosi.

La Perfetta Zona B

Luce liquida

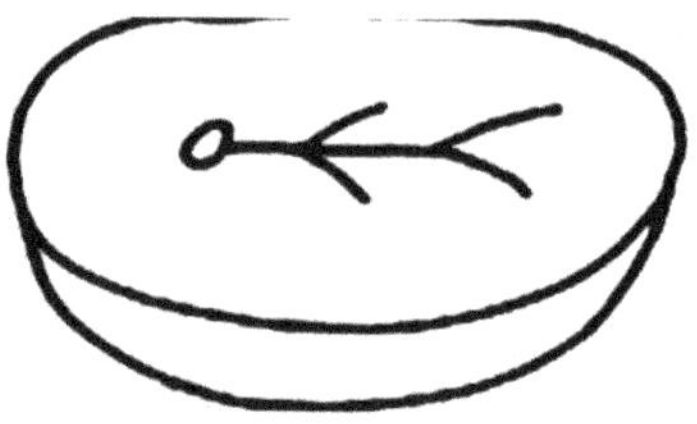

IL NEUTRO DELLA SALUTE

Per le nostre menti concrete, molte delle attività della Respirazione Primaria non hanno senso. Eppure sono eventi quotidiani in natura.

Trasmutazione

La trasmutazione può essere considerata come la trasformazione di una specie in un'altra.Il dramma di questo cambiamento, mentre avviene, è destabilizzante per le nostre compensazioni, perché si sviluppa un senso di sicurezza attorno alle proprie perdite. Cerchiamo di costruire una vita "sicura" e sicurezza nel contesto socioeconomico di una data cultura. I modelli culturali sono prevedibili... la Marea non è prevedibile... a volte ci sono trasmutazioni che sembrano impossibili.

Al di fuori del tuo mondo culturale c'è un'attività che solo i mistici e i bambini notano. La macchia bianca su una foglia di asclepiade cresce in un bruco; ciò sembra già di per sé notevole. Più tardi, il bruco si attacca a un'altra foglia e tesse un bozzolo. Presto diventa una melma verde. È diventato una Zona B. Il bozzolo è trasparente. Puoi vedere una figura ombrosa emergere dalla melma verde. Cresce in una nuova forma e diventa più grande. Il bozzolo si apre. Una farfalla monarca emerge per asciugarsi al sole. Deve aspettare prima di volare. L'attesa è una pausa. Poi vola. Viaggia da tre a seimila miglia nella turbolenza di una stagione di uragani verso un albero da cui provenivano i suoi genitori in Sud America. Quanti cambiamenti sono necessari per riportarci alla nostra origine? Cerca di lasciare che il cambiamento sia facile; ha una direzione.

La mancanza di forma è un neutro.

Abbiamo visto che la Perfetta Zona B (Salute) in qualche modo dissolve il paziente. Sembra impossibile, ma per un attimo il paziente è diventato neutro nel modo più completo.

Questa trasmutazione è importante per il nostro sviluppo quanto lo è per lo sviluppo della farfalla monarca. Il dramma della guarigione, dell'essere nel e attraverso il neutro, si sta svolgendo davanti ai tuoi occhi. Dopo che la Zona B si incapsula attorno al paziente, c'è un incontro segreto. Quando il trattamento termina, il paziente si riforma. Tutto questo è visibile.

Ci sono molti commenti mistici sulla metamorfosi (vedi Ovidio). Le metafore rimangono come una risorsa di cambiamento.

Pensa a quanto è diverso il mondo per un bruco, una farfalla e un uovo.

La nostra coscienza cambierà in modi che saranno molto diversi dalle trasformazioni che derivano dallo sforzo personale e dalla riorientazione psicologica. La metamorfosi è una trasmutazione, il cui potere non proviene da noi.

La trasmutazione avviene naturalmente nel mondo naturale... avviene in noi... la scienza medica non ne mostra consapevolezza... tuttavia, Sutherland lo riporta chiaramente.

Il neutro della Salute è privo di forma o volontà. Se per caso ci cadiamo dentro, sentiremo una dolce, morbida trasparenza ... una stanza ... fuori "nelle strade" c'è la natura umana e le sue proiezioni (le tue e quelle degli altri) ... in questo bozzolo troviamo una gioia misteriosa, anche quando siamo insultati dagli altri o dal nostro io inferiore ... una gioia ... non una gioia rumorosa ... una gioia morbida.

Noi cambiamo.

È il non-ancora nel presente,

il sapore del frutto che non esiste ancora, appendendo il fiore al ramo.

Laurens van der Post, *Venture to the Interior*

L'eternità è un bambino che gioca...

–Eraclito

LA MATRICE DELLA SALUTE

La parola matrice è usata qui per denotare un reticolo interno all'interno della sostanza della Salute. Ne sentiamo parlare da Sutherland nei suoi numerosi riferimenti alla precisione infallibile della Marea. Sappiamo anche da Blechschmidt e altri embriologi che il processo di crescita stabilisce la matrice perfetta come infrastruttura su cui si sviluppa la vita. Questo reticolo è come un sistema scheletrico per il progetto della vita. La geometria è perfetta e piena di linee e punti di intersezione che chiamiamo fulcri.

La matrice appare come linee dorate. Abbiamo osservato qualcosa di simile nella Fase Quattro quando abbiamo lavorato con il bacino in gravidanza.

Quando ci lesioniamo, le nostre funzioni si allontanano da queste linee perfette e iniziano a funzionare su "linee false" o false linee mediane. Queste linee sono nere. Sono create dalla Salute per proteggere l'intero organismo dalla distruzione causata dallo stress che lo ha sopraffatto.

Vedi Il Potere dei Limiti: Armonie Proporzionali in Natura, Arte e Architettura, di Gyorgy Doczi, sullo sviluppo matematico della matrice.

LA MATRICE

Pratico

Lavoreremo con il cervello.

- Ci sono due matrici, una Sana, l'altra un campo di lesione. La Salute è rappresentata da linee dorate, e la lesione da linee nere.
- Il paziente deve prima esprimere il neutro. Aspetta che lo faccia prima di procedere con la diagnostica.
- Trova la(e) linea(e) dorata(e) e la(e) linea(e) nera(e). Una linea è sufficiente perché sia la Salute che la lesione sono entità complete.
- Dividi la tua attenzione tra le due linee contrastanti.
- Aspetta finché non senti (e vedi) una comunicazione tra di esse.
- Non incoraggiare una connessione. Non incoraggiare il movimento.
- Perché no? Perché c'è già una connessione. Quando tu, come persona, senti la tua Salute, cosa succede? La maggior parte delle persone sente il bisogno di tornare, così come la lesione... questo, quindi, è il ritorno e il trattamento che si autoregola... noi riconnettiamo solo la memoria nella lesione.
- Chiama il paziente tra tre giorni.

Cervello Perfetto, su Matrice

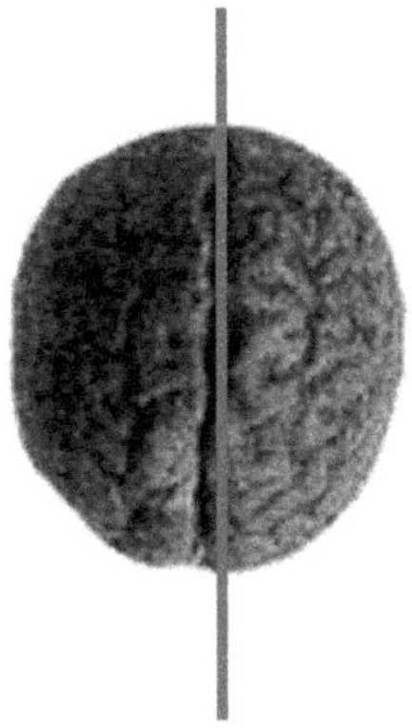

Cervello Lesionato con Falsa Linea Mediana (Compensativa)

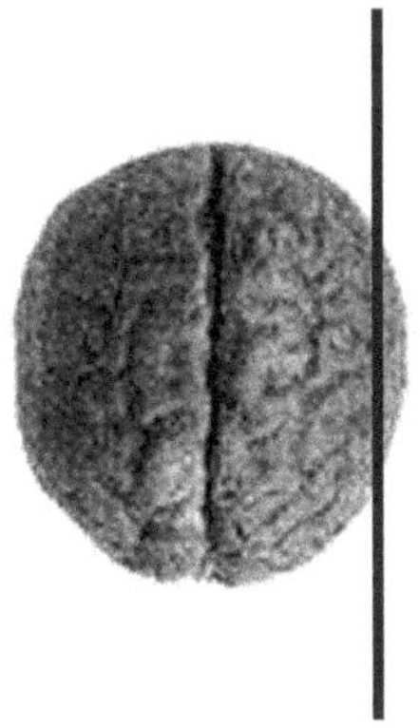

Entrambe le Linee e Cervello Lesionato

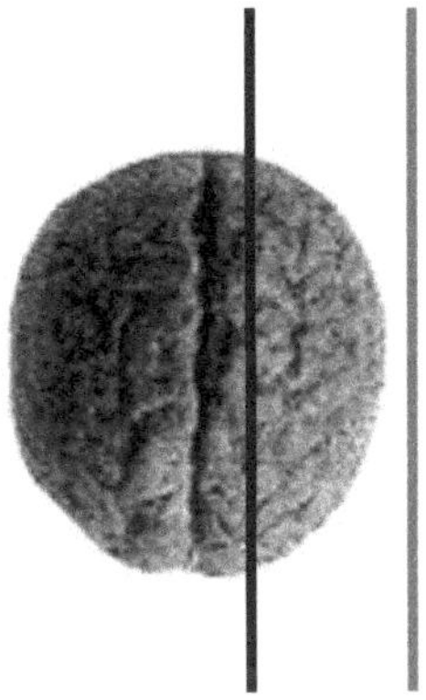

UNA STORIA CLINICA

Un paziente è stato visto su richiesta di un membro della famiglia. Il tempo era poco e ho dovuto inserirla nella giornata. Era in visita da fuori città.

Aveva subito un intervento chirurgico al cervello vicino alla striscia sensoriale- motoria undici anni prima. L'intervento le ha risparmiato grandi sofferenze ma le ha lasciato delle limitazioni: intorpidimento del viso e dell'arto superiore sinistro, perdita della funzione motoria della mano sinistra, perdita di forza muscolare nell'arto superiore sinistro...

La paziente era già in neutro quando ho posato le mani su di lei. L'ho commentato. Era una donna di fede.

Il trattamento è stato esattamente come ho descritto per la pratica, niente di più. La durata dell'intera visita è stata di quindici minuti, comprese le presentazioni.

Se ne è andata ed è tornata in un'altra parte del paese. Mi ha scritto diverse settimane dopo:

"Sono sicuro che questo non sarà una novità per te, ma sto provando più sensibilità nella mia mano sinistra e sono tornato a fare alcuni degli esercizi che ho imparato undici anni fa per rafforzare i miei muscoli. Questo era qualcosa che era totalmente fuori dal regno delle possibilità per me, e le parole non possono esprimere la mia gratitudine. Ora posso chiudere l'occhio sinistro senza chiudere il destro. Questo è piuttosto sorprendente per me. Posso anche raccogliere graffette abbastanza rapidamente rispetto a sforzarmi e lottare con la mia mano sinistra." La Marea è un mistero con cui possiamo sentirci a nostro agio... ma non è prevedibile o comprensibile. I principi dell'Osteopatia funzionano.

L'AMORE È SENZA PAROLE

Troviamo molti principi lungo questo percorso Osteopatico.

Facciamo sforzi per crescere, e ci riusciamo. È un amore auto-realizzante che ci sostiene.

Quando seguiamo quell'amore, andiamo lontano e ci sentiamo "riempiti."

Poi entriamo nella Casa Sotto il Mare, dove il nostro amore per la vita non è sufficiente.

Il maestro viene e ci svuota di questa "pienezza".

Poi siamo vuoti di qualsiasi conoscenza che ci ha portato qui, in questo luogo speciale.

Poi l'insegnante, che è il maestro, ti tocca.

L'amore viene versato in te che solo il piccolo te può tollerare. Ma il sapore è diverso. È amore che si svuota di sé.

L'amore dalla Salute si svuota per aiutarci a percorrere il resto del cammino.

Il cuore incontra il "cuore che vede solo una Salute ovunque". Poi l'amore scorre attraverso di noi.

Potremmo non sentirlo perché la pace che ci dà è così intensa. Questo stato è sazietà. Quando il contrasto è sparito, il sentimento di amore per qualsiasi cosa è sparito. È incondizionato. Riceviamo tanto quanto ciò che fluisce... tutto ciò che notiamo è una pace interiore e unità.

COMMENTI

Oltre i ritmi c'è il respiro senza suono.

Nel rapimento veniamo trasportati da un luogo a un altro.

Nell'estasi perdiamo la consapevolezza di ciò che ci circonda.

L'immaginazione è il genio della facoltà creativa della mente e, forse, la sua espressione più elevata.

Sincizio: molte cellule che agiscono come una singola massa di protoplasma

La trasmutazione può essere considerata come la trasformazione di una forma da una specie a un'altra; una conversione completa.

Universo: una parola

Insensato: in presenza della bellezza eterna, comportamento stupido Coscienza: intuizione limpida, saggezza

La percezione è malleabile.

Alla morte, il range di movimento delle ossa aumenta. Forse perché l'ego muore.

Il movimento in natura potenzia l'attenzione a dividersi e approfondirsi in tutte le direzioni. Distraiti quando sei toccato dalla Marea. Trova la bellezza e la trasparenza aumenterà. Abbiamo bisogno del libero arbitrio per essere neutrali, non della volontà controllata.

Le razionalizzazioni sono pericolose per la vita.

Quando troviamo la nostra Salute, guariamo noi stessi e la nostra comunità.

Siamo guidati da una sincerità profondamente umile, non dall'abilità.

Arriviamo a valorizzare l'impotenza, l'innocenza e la presenza dell'amore.

La pazienza rivelerà miriadi di autoinganni. Questo aiuta. Emozioni, sentimenti e ispirazione sono tutti a diversi livelli.

Con l'amore su di noi, i nostri nemici sono amati. Li vediamo come figli di Dio.

Tutte le Zone sono dentro il paziente, così come fuori... dentro il paziente ci sono tutti i paesaggi della Respirazione Primaria.

Scegliere il servizio nel mondo di oggi richiede una comunità per il supporto.

Quando troviamo la Salute possiamo essere facilmente ingannati, finché non diventa vicina come il nostro respiro. Il discernimento richiede di sapere qual è l'intenzione della volontà di Dio, non ciò che è sicuro o ciò che muove altre persone.

Ci sono due corpi fluidi: uno nella Salute e uno che può lesionarsi. L'amore crea amore, fuoco sacro.

La saggezza è amore che si svuota di sé. I sentimenti sono amore che si realizza da sé e che può dare direzione nel trovare il vuoto dove siamo appagati, poi svuotati Le emozioni sono amore non appagante, egocentrico.

L'intelletto è una piccola mente intrappolata nel tempo. L'intuizione è una comprensione emotiva della verità.

L'istinto è il corpo che ascolta la Salute. Siamo una sostanza spirituale; sentilo.

Una sostanza, non luce liquida e oscurità, una. Geremia capitolo 1, versetto 5.

Neutro nella Salute è il luogo di scambio dinamico. Salmo 46.

LETTURE CONSIGLIATE

Rileggi sempre il Dott. Still e il Dott. Sutherland.
I libri del Dott. Becker sono eccellenti, soprattutto ora.

I grandi mistici hanno molto da insegnarci sulla Salute e su come raggiungerla:

San Giovanni della Croce: le sue Opere Complete sono facilmente reperibili; profonde, lunghe, intense.

Santa Teresa d'Avila: *Il Castello Interiore*; intenso.

Jean-Pierre de Caussade: *L'abbandono alla Divina Provvidenza*; breve ma eccellente.

Martin Laird: *Nella Terra del Silenzio,* un eccellente libro conciso sulla contemplazione.

Camille Helminski: *Rumi Daylight: Un libro giornaliero di guida spirituale.*

Saggezza ebraica: *Il Libro della Saggezza ...* eccezionale

Shaila Catherine: *Concentrato e Senza Paura: Una Guida del Meditatore agli Stati di Gioia Profonda, Calma e Chiarezza*

Ramana Maharshi: Qualsiasi cosa abbia scritto

Storie che Aprono Porte:

Helen Luke: Kaleidoscopio; molte vecchie storie Laurens van der Post: Il Cuore del Cacciatore

ACCENSIONE

Ognuno di noi abbraccia una scintilla divina.

Mantiene viva la nostra aspirazione alla perfezione.

Illumina la nostra confusione.

Riscalda l'embrione.

La sua presenza ci dona pazienza.

Illumina l'oscurità.

Rivela la strada ... verso casa.

Autunno 2001

Nel mezzogiorno del mistero si radunarono
Accanto a un profondo pozzo fantasma.
Corteggiando i destini che erano nascosti,
Ascolta, il futuro da raccontare.
Debolmente il sussurro fu trasportato
Come incenso sulla rugiada notturna:
Sii coraggioso, sii audace, sii onesto,
Al tuo cuore sii sempre fedele.

Andrew Taylor Still

UNA DEFINIZIONE DI AMORE

Dr. A. T. Still, Decembre 1896

L'amore è il vero colore della vita
Quando mosso dal contatto degli occhi,
Oceani di atti inesprimibili di conflitto,
Vengono da amico, uomo o moglie.

Non è ancora stato descritto dall'uomo,
Unisce uomo a uomo, come?
Sconosciuto, Viene, per non andarsene mai più,
Riempie le nostre menti per banchettare quando soli.

Viene e rimane,
Una fiamma amorevole di anima,
E non chiede alcun cambiamento di modi,
Ma per trovare un amico e svelarsi.

È l'odore per l'olfatto, il gusto e la vista,
Viene con sé, come parte delle leggi,
Viene gentile, e mai con forza;
Senza una parola di sé o causa.

Per abbracciare, accarezzare e attirare a
Sé per nutrire l'essere invisibile,
Quella legge della vita può solo fare o creare,
Disposto a non permettere che nulla si frapponga.

L'amore inizia in sé e finisce in te,
E chiede di non vagare oltre durante la vita,
È contento quando si trova in un amico, figlio o moglie;
E nessun altro finale può nemmeno parzialmente fare.

26 nov.1920

Caro Dr. Wentworth,

Sono davvero felice che il consiglio sia arrivato in tempo, e spero che l'uomo ti darà un buon martelletto.

Mi dà grande piacere poter dare agli Osteopati del Maine questo piccolo segno di amore e amicizia in nome del mio caro padre Andrew Taylor Still.

La sua semplice dignità, la sua vita retta, il suo orgoglio innato, la sua impazienza con la vergogna, il suo cuore chiaro e gentile lo contraddistinguevano per quello che era. Amava veramente il suo prossimo. I poveri e gli afflitti erano i più vicini al suo cuore. Si allontanava volentieri dai grandi per aiutare gli umili. "Amava amare ed essere amato."

Sinceramente,
Blanche Still Laughlin

Questa tavola faceva parte del battiscopa della sua stessa stanza.

LUNGHEZZA, LARGHEZZA, PROFONDITÀ E VOLUME

Si può diventare altamente qualificati e non assistere direttamente al tremendo potere del Respiro della Vita. Si può sviluppare un "senso per le sottili drammaticità delle potenze fluide" e persino il fulcro spirituale nella stanza, eppure la profondità potrebbe non invadere la propria percezione. Profondità, un oceano infinito di Amore.

Le abilità sensoriali possono svilupparsi come un fenomeno strettamente biologico per il clinico e l'insegnante. Possiamo cooperare e usare le forze della vita. Possiamo sentirci come un "aiutante" ma senza percepire la profondità della Marea. Si può lavorare e non trovare mai l'oro, il senso di stupore dell'ampio, misteriosamente personale e universale abbraccio di una preoccupazione immortale per il benessere di tutti: Amore. Non il mio Amore, ma l'Amore che la Marea, il Respiro della Vita, ha per ogni creazione.

Essere consapevoli di questo amore come una qualità distinta della Marea mentre arriva e continua ad arrivare, anche nell'ora più buia, è il dono più grande di questo momento. La profondità appare come il fondamento dell'intero processo; ci si arrende profondamente e il trattamento è fuori dalle proprie mani. Sempre meno e meno, solo l'infinitamente piccolo rimane da fare.

Una scintilla, un leggero movimento e la guarigione emerge, profondamente; corpo, anima, spirito lo sentono come uno. Il mondo psicologico finisce, muore nella profondità. Le domande si fermano, e sia il clinico che il paziente vedono nella verità. Siamo amati, profondamente. Nient'altro.

Molte malattie sono sostenute dalla paura e dalla separazione.

Il nostro trattamento, come proposto da W. G. Sutherland, proviene da una grande quiete curativa. Al Dott. Sutherland va la nostra gratitudine per la sua memoria e direzione intransigenti—Amen.

SCRITTI DI JAMES S. JEALOUS, D.O.

Mi siedo per condividere questi momenti
Con te. Con quale voce parlo
Con; il transitorio o l'amato.

Forse vivendo nel mondo naturale
Diventa la risposta.

Ho storie, nuovi orizzonti eppure
Il silenzio caldo riempie il momento
E ferma la mia voce.

Sto aspettando di sentire la lunga conversazione
Che si svolge quando il sole sorge
Nei cuori di coloro che vivono nel mare.

Ora è così fortemente sentito
I miei pensieri si trasformano in essere.
Il dato.

Non si è mai tentati di partire.
Non più. Vincere non è
Una ricompensa se si avvelena la propria casa.

Gocce di amore, non abbastanza per
La completa assenza di forma, ma abbastanza per
Sapere che sarà!

Sto perdendo il desiderio.

Un sussurro che forgia acciaio
Anche questo poco è per sempre.

Parlare del transitorio è essere transitorio.
Parlare di Lui mentre passa
È vivere nel mutismo

James S. Jealous, D.O.
25 marzo 2003

BIODINAMICA DELL'OSTEOPATIA COLLANA

Questo volume fa parte di una collana di dodici libri dedicati alla Biodinamica dell'Osteopatia. Si raccomanda di leggere l'intera collana nell'ordine previsto, poiché ogni volume si basa sulla comprensione acquisita nei precedenti.

Si raccomanda inoltre di affidarsi a insegnanti e mentori esperti, affinché possano aiutarvi a fare esperienza della piena profondità delle informazioni qui presentate.

La collana completa comprende i seguenti volumi:

La Fase Uno riguarda il movimento involontario, presente sia nell'intero organismo sia nella lesione. Impariamo a sincronizzarci con la respirazione della Respirazione Primaria prima di intraprendere qualsiasi trattamento. Questa sincronizzazione è la chiave per lavorare con ritmi stabili senza irritare il sistema. Il principio della sincronizzazione con un aspetto sano del paziente permea l'intero programma di insegnamento. Tale sincronizzazione sposta la nostra consapevolezza a un diverso livello di ricettività, consentendoci di percepire la Respirazione Primaria anziché il campo della lesione e conducendoci, infine, a comprendere l'intenzione della Respirazione Primaria.

La Fase Due riguarda la comunicazione con le leggi naturali della guarigione che regolano l'attività a un ritmo di 2-3 cicli al minuto. Ci sincronizziamo con la respirazione della Respirazione Primaria e aggiungiamo anche la capacità di percepire il fulcro, la Quiete attraverso la quale la respirazione crea forma e funzione. Si tratta di un tipo di sincronizzazione diversa rispetto a quella della Fase Uno, che ci porta a una consapevolezza più profonda. Quando ciò avviene, il trattamento si esprime automaticamente. Il punto finale del trattamento, rispetto alla Fase Uno, rivela diverse differenze. Scopriamo che questo tipo di sincronizzazione lavora esclusivamente con il corpo fluido e che il risultato del trattamento è più completo rispetto a quando si lavora solo con i tessuti.

La Fase Tre è incentrata sulle attività della Marea Lunga (ciclo di 100 secondi). Esploriamo una forza terapeutica intrinseca già presente nel campo della lesione. Impariamo che il sistema durale non è composto da tre falci, ma da una serie di pieghe all'interno di un sacco, che si sviluppano durante la crescita e lo sviluppo. Scopriamo la relazione tra i sacchi durali superiore e inferiore, rendendoci conto dell'indipendenza di due tentori del cervelletto separati. Realizziamo che la zona D, l'orizzonte e il Filo (lungo il quale la Marea Lunga si muove nel suo corso terapeutico previsto) sono tutti collegati come leggi naturali appartenenti a questo livello della Respirazione Primaria.

La Fase Quattro si concentra sulla Linea Mediana, un luogo in cui le relazioni spaziali si esprimono nella loro totalità. Essa ci sincronizza e ci centra, rendendoci consapevoli della Zona D e della Quiete Dinamica. La Quiete del Terzo Livello, nella Fase Quattro, è diversa dalla Quiete delle altre Fasi: siamo centrati dalla Quiete che si trova al centro della creazione. La nostra intenzione viene sostituita dall'intenzione della Marea, che può favorire il nostro percorso spirituale.

Nella Fase Cinque, ci concentriamo sul viso. Avvicinandoci al viso, utilizziamo tutti i principi che abbiamo appreso nelle Fasi Uno, Due, Tre e Quattro. Lavoriamo con lo spostamento automatico e notiamo differenze rispetto ai vecchi modelli di osteopatia nel Campo Craniale. Sincronizzandoci con la presenza terapeutica della Marea

Lunga, esploriamo ciò che possiamo apprendere dal viso attraverso questa prospettiva. Lavoriamo anche con le Suture, la Quiete Dinamica e l'Ignizione.

La Fase Sei è la continuazione del nostro viaggio nella Totalità che genera la vita e trasmette forze terapeutiche in grado di trasmutare le lesioni una volta che il Neutro è espresso. È un insieme di attività incentrate sulla presenza esterna della Respirazione Primaria, intesa come forza non biologica dotata di una propria personalità. Continueremo inoltre a esplorare le suture e passeremo poi alle estremità, prima in termini embriologici e poi secondo l'insegnamento di Sutherland nella sua opera PowerPoints. La Fase Sei è il momento per costruire la tua comprensione della Marea e affinare le tue capacità.

La Fase Sette mette in evidenza la Salute. Il famoso commento del Dr. Still, "Trova la Salute; chiunque può trovare la malattia", ha tormentato molte menti nel corso dell'ultimo secolo.

Arriviamo a una visione chiara di diversi aspetti interiori della Salute: l'Amore ... la luce liquida ... e una matrice di diamante. Viene trattato un approccio per il paziente terminale e morente. Nella sensazione somatica della Marea che attraversa la Casa sotto il Mare, la nostra consapevolezza viene trasmutata dalla Salute. La lesione è vista come un atto precognitivo della Salute. La Respirazione Toracica, la Respirazione Primaria e l'Ignizione sono una cosa sola. Il paesaggio è vasto ... e i principi della guarigione sono ancora più sostanziali di quanto li avessimo sperimentati prima.

La Fase Otto è un'esplorazione più profonda delle Suture, dello Scambio Ritmico Bilanciato e della Fiamma dell'Intenzione come modalità terapeutica. La Fase Otto rappresenta il culmine della nostra consapevolezza della Totalità e ci conduce, infine, alla Presenza Divina, all'Amore Incondizionato e all'Unità. La Marea vivente domina la consapevolezza, mentre le forme si ritirano sullo sfondo. Il Respiro della Creazione viene percepito dentro di noi come il Centro della Totalità. Si percepisce il proprio dispiegarsi mentre si viene creati. La nostra coscienza è un dono; non ci appartiene e, se cerchiamo di controllarla, perdiamo la Totalità.

La Fase Nove è il momento in cui siamo in grado di valutare e trattare pienamente il Sistema Nervoso Centrale e l'Occhio. Affrontiamo inoltre il Fuoco e la modalità terapeutica dello Shakedown. La vera azione nasce dall'Amore e rende possibile la nostra percezione. Questo Amore è un annullamento di sé e, per sua stessa natura, ci permette di Servire come parte del Perfetto. La percezione può essere impiegata per Servire qualcosa di più grande di noi. Abbiamo cercato di entrare in quel punto di equilibrio tra il Perfetto e la Malattia... un punto in cui il tutto è sostenuto dall'Amore, mentre quest'ultimo opera per incarnare il Completo. In questo punto di equilibrio dell'universo risiede l'Intenzione della Marea, che segue il movimento della distorsione per ricondurla a una relazione Vera con il Progetto della Vita.

Pediatria Uno esplora il modo in cui i bambini crescono come un tutto e non per compartimenti, come talvolta si tende a credere. I bambini vivono nella Direzione della Facilità del movimento presente nei loro campi metabolici fluidi; in caso contrario, si sentono a disagio e necessitano di assistenza. Il tuo trattamento sostiene realmente l'Interezza, oppure presume semplicemente di farlo? Comprendiamo che i bambini non sono adulti e non possono essere trattati come tali. Affrontiamo la modalità terapeutica del Luogo d'Incontro, i periodi prenatale e postnatale, il trattamento del bacino durante la gravidanza, le malposizioni fetali e il parto.

Pediatria Due approfondisce la consapevolezza percettiva necessaria per avvicinarsi al trattamento dei bambini. Approfondiamo la nostra comprensione della Totalità, dei tre livelli di Quiete e del

Luogo d'Incontro. Affrontiamo il concetto di Neutro del Deserto, nel quale l'azione terapeutica passa nella sostanza neutra e si rivela come un mistero: il Respiro dell'Amore Divino si riversa come forza terapeutica su un paesaggio desertico notturno, colmandolo e senza lasciare alcun effetto visibile. Approfondiamo ulteriormente il trattamento del bacino e dell'utero durante la gravidanza. Esploriamo la Respirazione Toracica, la Respirazione Primaria nei bambini e il Cerchio Familiare.

Pediatria Tre prosegue lo studio del Flusso terapeutico dell'Attenzione. Approfondiamo la Quiete del Terzo Livello e il Luogo d'Incontro. Il Luogo d'Incontro è facilmente frainteso... il nostro osservatore deve essere così immobile e neutrale da poter osservare il processo mentre si svolge. Il Sistema Nervoso Centrale del bambino può finalmente essere affrontato ai fini della valutazione e del trattamento. Esploriamo la dentizione e la cosiddetta "testa bloccata". Utilizziamo la modalità terapeutica della Fiamma dell'Intenzione e la sua connessione con il Respiro della Vita. Tutto è trasparente al Respiro della Vita.

L'AUTORE

James Jealous, D.O. (1943–2021) è stato un medico osteopata, insegnante e autore. L'opera della sua vita è stata la fondazione e lo sviluppo della **Biodinamica dell'Osteopatia**, una metodologia originale da lui elaborata nell'ambito dell'osteopatia, in continuità con l'eredità del Dr. A.T. Still e del Dr. W.G. Sutherland.

Nato a Saco, nel Maine, crebbe a stretto contatto con l'osteopatia, poiché suo padre era un medico osteopata. Studiò presso il Kirksville College of Osteopathic Medicine nel Missouri (oggi A.T. Still University of Health Sciences), dove conseguì la laurea nel 1970. Successivamente aprì il proprio studio nel Maine rurale, esercitando come medico osteopata di assistenza primaria.

Con il passare degli anni, il Dr. Jealous riconobbe profondi parallelismi tra il lavoro dell'embriologo Dr. Erich Blechschmidt e quello del medico osteopata Dr. William Garner Sutherland. Da questa intuizione nacque il suo personale corpus di insegnamenti. All'inizio degli anni Novanta iniziò a tenere il corso "A Biodynamic View of Osteopathy in the Cranial Field", che, con il progressivo sviluppo della sua specifica metodologia, assunse il nome di "Biodynamics of Osteopathy".

Persona profondamente spirituale, si sentiva pienamente a casa nella natura ed era un appassionato pescatore ed escursionista.

Per ulteriori informazioni, visitare:
https://BiodynamicsOfOsteopathy.com

Vi è un vento che attraversa ogni cosa...
è il movimento della creazione,
il movimento eterno dell'Amore Divino.

www.ingramcontent.com/pod-product-compliance
Lightning Source LLC
LaVergne TN
LVHW070443061126
851858LV00010B/148
* 9 7 9 8 2 5 6 1 9 0 8 4 2 *